AF500875

DU ROLE DES

Mouvements du Pigment rétinien

ET DES CONES

dans les phénomènes de la vision

Par le Docteur Louis DOR

LYON

ANCIENNE IMPRIMERIE A. WALTENER & Cie

Paul LEGENDRE & Cie, successeurs

14, Rue Bellecordière, 14

1896

DU ROLE DES

MOUVEMENTS DU PIGMENT RÉTINIEN

et des cônes

dans les phénomènes de la vision

Me basant sur l'état actuel de nos connaissances sur la rétine, ainsi que sur quelques observations personnelles, je voudrais réunir, au moyen de conceptions hypothétiques, tous les faits que je crois bien établis afin de donner une théorie complète du rôle des mouvements du pigment rétinien et des cônes.

Je commencerai par rappeler les faits sur lesquels je me base, et j'aborde l'étude des

Mouvements du pigment rétinien

Il y a bientôt 20 ans qu'Angelucci et Kühne ont découvert ces mouvements.

Avant de rappeler en quoi ils consistent, je crois indispensable de décrire l'anatomie de la région dans laquelle ils se produisent, en m'inspirant pour cela du dernier travail fait sur cette question, celui de Lindsay Johnson. (Archives of Ophtalmology vol. XXIV, n° 3).

La choroïde et la rétine sont séparées par une membrane vitrée que l'auteur considère encore comme appartenant à la choroïde. Du côté de la rétine cette membrane vitrée est doublée par une autre membrane qui prend le nom de membrane terminale de la rétine, puis, d'après les auteurs classiques, viendraient la couche des cellules hexagonales pigmentées et les bâtonnets de la rétine. Mais M. Lindsay-Johnson décrit la couche des cellules hexagonales pigmentées d'une façon toute nouvelle. D'après lui il n'y a pas de cellules hexagonales, mais seulement des dessins hexagonaux formés par le pigment. Ce que l'on considère comme étant les noyaux des cellules hexagonales ne sont en réalité que des boules élastiques libres beaucoup plus nombreuses dans la région maculaire que partout ailleurs. Tout autour de ces boules, des granulations pigmentaires arrondies plongées dans un protoplasma gélatineux et disposées sur un même plan horizontal, constituent le dessin élégant qui donne l'illusion de cellules hexagonales.

Ainsi donc, au dessous de la membrane terminale nous rencontrons la couche appelée, par Johnson, la *couche gélatineuse* et dans laquelle il n'y a que des boules entourées de pigment, contenues dans un protoplasma gélatineux.

Au-dessous de la couche gélatineuse, le même auteur décrit la couche *du pigment cristallin* constituée par une quantité considérable de petits cristaux bruns allongés, entièrement libres et mobiles, mais n'évoluant pas dans une substance amorphe, étant, au contraire, englobés dans un réseau de mailles, dont la signification a peut-être une certaine importance et qui est appelé le *plexus du pigment cristallin*.

Ce plexus réunit les bâtonnets aux boules de la couche gélatineuse de telle sorte que ces boules sont en connexion intime avec les bâtonnets.

Il s'insère sur toute la moitié supérieure des bâtonnets et ne paraît pas s'insérer sur les cônes.

Le fait de la continuité des bâtonnets et de ces boules avait déjà été signalé par MM. Renaut et Dubois (Acad. des Sc., 1889), mais ces auteurs admettaient encore, avec tout le monde, que les boules étaient les noyaux des cellules hexagonales, et ils avaient intitulé leur note : « De la continuité de l'épithélium pigmenté de la rétine avec les segments externes des cônes et des bâtonnets ». Il y a bien en effet, une continuité, mais non pas des batonnets avec les cellules hexagonales, c'est une continuité des bâtonnets avec les boules de la couche gélatineuse par l'intermédiaire d'un plexus nerveux, je le répète, les cellules hexagonales n'existant pas en tant que cellules.

Ainsi donc, en résumé, entre la membrane vitrée de la choroïde et les bâtonnets de la rétine on ne doit pas décrire une seule couche de cellules, et surtout on ne doit pas appeler cette couche, la couche des cellules hexagonales pigmentées, il y a en réalité : 1° *Une membrane terminale de la rétine* ; 2° *Une couche gélatineuse* renfermant des boules et des granulations de pigment formant par la pression réciproque le dessin d'une multitude d'hexagones ; 3° *Une couche du pigment cristallin*, constituée par un plexus nerveux qui unit les bâtonnets aux boules de la couche gélatineuse, plexus dans les mailles duquel évoluent librement une multitude de cristaux de pigment.

Ces préliminaires anatomiques posés, quels sont les mouvements du pigment que l'on peut constater ? Je l'ai déjà dit, c'est à Angelucci et à Kühne que remontent les premières observations de ces mouvements, mais un grand nombre d'auteurs les ont vérifiées et j'ai vu moi-même tous les faits qui ont été publiés par Engelmann et Van Genderen Stort (Arch. de Pflüger, vol XXXV) ; je possède une série de coupes de rétines où l'on peut voir toutes les positions du pigment.

Sous l'influence de la lumière, le pigment cristallin descend le long des bâtonnets et les recouvre complètement, au point qu'ils cessent d'être visibles ; puis, dans l'obscurité, ce pigment remonte jusqu'au voisinage de la couche gélatineuse (ancienne couche des cellules hexagonales), et les bâtonnets sont alors découverts dans toute leur étendue.

Quelle est la signification de ces mouvements ? On dit généralement qu'ils ont pour but de protéger les bâtonnets contre l'action traumatisante d'une lumière trop intense, et on pense que la locomotion des cristaux de pigment est très simple à comprendre.

On admet que la lumière attire ces cristaux comme elle attire certains protozoaires et certains microbes ; mais on oublie que si la lumière les fait descendre, il n'y a plus aucune raison à invoquer pour expliquer qu'ils remontent lorsque la lumière cesse de frapper la rétine.

M. Dubois, dans son remarquable ouvrage sur la Pholade Dactyle, explique aussi les mouvements du pigment par l'action directe de la lumière ; mais, au lieu d'envisager ces mouvements comme destinés à protéger les bâtonnets ; il les considère comme étant un facteur indispensable de la vision ; il pense que c'est consécutivement à ces mouvements que les cônes se contractent et il envisage la rétine comme un système très perfectionné de l'élément photo-musculaire de la pholade dactyle, lequel élément est composé simplement de granulations pigmentaires et d'un protoplasma contractile.

Envisageons successivement ces deux questions :

1° Les mouvements du pigment sont-ils provoqués directement par la lumière ?

2e Le rôle de ces mouvements est-il de protéger les bâtonnets, ou, au contraire, de leur communiquer des vibrations et de contribuer à la transformation des vibrations de l'éther en vibrations nerveuses ?

En ce qui concerne le mécanisme des mouvements du pigment, trois ordres de faits s'opposent à ce qu'on envisage ces mouvements comme étant provoqués directement par la lumière et je crois, contrairement aux auteurs classiques, que ces mouvements sont d'ordre réflexe et qu'ils peuvent être comparés aux mouvements de l'iris.

Voici quels sont les trois ordres de faits sur lesquels je me base pour avancer cette manière de voir.

1o Les cristaux de pigment qui sont mobiles, chez la grenouille, encore assez longtemps après l'énucléation, ne cheminent pas vers la lumière lorsqu'on éclaire seulement une partie du champ du microscope.

2o La section du chiasma ou l'extirpation du cerveau paralyse le pigment qui ne descend plus sous l'influence de la lumière (Van Genderen Stort).

3o On peut faire descendre le pigment le long des bâtonnets sans exposer la rétine à la lumière, en insolant seulement le corps d'une grenouille dont la tête est maintenue dans l'obscurité (Van Genderen Stort).

En présence de ces trois ordres de faits, n'est-on pas autorisé à conclure que la descente du pigment est le fait d'un reflexe ? Quel peut-être ce reflexe ? Et d'abord quelle est l'excitation ?

J'ai constaté que lorsqu'on expose une grenouille à une lumière jaune monochromatique de sodium, même très intense, pendant 10 minutes, le pigment conserve la position d'obscurité. Il est donc vraisemblable qu'une pareille source lumineuse n'a pas la propriété d'exciter les éléments sensitifs du reflexe que nous supposons : or, en étudiant le spectre d'apsorption de l'érythropsine on a découvert que cette substance n'était influencée par le spectre qu'à partir du vert. Cette coïncidence me fait penser que c'est la décomposition de l'érythropsine qui doit être considérée comme représentant l'excitation nécessaire à la production du réflexe. Les centres nerveux, avertis qu'une certaine quantité de pourpre a été décomposée, vont alors donner l'ordre au pigment de descendre, mais par quel mécanisme cet ordre peut-il être transmis? On ne peut guère à ce sujet que formuler des hypothèses.

Celle qui se présente en premier lieu à l'esprit c'est que le mouvement qui est nécessaire est peut-être une vaso-dilatation, soit de la choroïde, soit de la rétine. De la sorte le pigment se rendrait vers l'oxygène et non vers la lumière et on comprendrait qu'il descende ou qu'il monte suivant qu'il se produit des vaso-constrictions ou des vaso-dilatations devant lui ou derrière lui, alors que si c'était la lumière qui l'attirait directement, on comprendrait bien qu'il descende, mais il n'y aurait aucune raison pour qu'il remontât. Cette hypothèse d'une action vaso-motrice a encore pour elle, outre sa simplicité, quelques faits cliniques, sur lesquels je reviendrai plus loin; je la donne parce qu'elle me paraît soutenable : mais on peut en imaginer beaucoup d'autres; quoi qu'il en soit, il semble bien qu'il existe un mouvement quelconque commandé par le centre des mouvements du pigment, lequel ordonne à ce pigment de descendre ou de monter suivant que le pourpre de Boll a été plus ou moins décomposé par la lumière, ou à la suite d'autres excitations telles, par exemple, que l'excitation du revêtement cutané, par des radiations lumineuses. Il s'agit donc d'un reflexe et le pigment n'est pas attiré par la lumière comme on le répète partout. Le phénomène est beaucoup plus complexe.

Et maintenant si nous examinons la seconde question que nous nous sommes posée tout à l'heure, relativement au rôle de ces mouvements du pigment, nous voyons qu'elle est toute résolue.

Le fait même que ces mouvements ne sont pas provoqués par l'action directe de la lumière, et qu'ils résultent d'un reflexe établit assez clairement que leur rôle ne peut être que secondaire, et qu'évidemment ce n'est pas par l'intermédiaire de ces mouvements que s'effectuent les phénomènes de la vision. Le pigment doit protéger les bâtonnets contre la lumière, et il n'a pas pour fonction de transformer des vibrations de l'éther en contractions des cônes, ainsi que le voudrait M. Dubois. D'ailleurs comment les albinos pourraient-ils voir si le pigment était indispensable à la vision ?

Une autre preuve de cette manière d'envisager le rôle du pigment est fournie par la lenteur même de ces mouvements.

Ce n'est pas instantanément que le pigment descend, c'est au bout de quelques minutes chez la grenouille, ainsi qu'on peut le constater directement, et au bout de quelques secondes chez l'homme, ainsi qu'on peut s'en rendre compte par l'observation.

En effet, lorsque nous penétrons dans une chambre obscure, au premier moment nous ne voyons rien : peu à peu, nous finissons par distinguer la forme de quelques objets.

Le temps qui s'est écoulé est celui qui a été nécessaire au pigment pour remonter à sa position d'obscurité.

Si nous sortons de la chambre noire, au premier moment nous sommes éblouis, puis, peu à peu, notre rétine s'adapte à l'éclairage ambiant : le temps qui a été nécessaire est celui qu'a pris le pigment pour descendre.

Donc il résulte de tout ce que je viens de dire que le rôle de pigment est un rôle de protection pour les bâtonnets.

D'ailleurs on peut vérifier l'existence d'un régulateur de la lumière autre que l'iris en instillant dans l'œil de l'ésérine ou de l'atropine et on verra que, dans les deux cas, alors même que notre pupille est paralysée, l'œil s'adapte à la lumière ambiante. Cette adaptation reconnait pour mécanisme les mouvements du pigment.

Le rôle considérable du pigment apparait surtout avec évidence dans les cas où la fonction est supprimée ainsi que cela arrive dans certaines maladies.

En clinique un symptôme très curieux parait indiscutablement lié à un trouble survenu dans les fonctions du pigment. Je veux parler de l'héméralopie. On peut admettre que le pigment, descendu sous l'influence de la lumière, ne remonte plus le soir et, tandis que la lumière est assez forte en plein jour pour exciter les bâtonnets au travers du pigment, dès que le jour baisse cette lumière devient insuffisante et les malades ne voient plus; mais puisque nous admettons que ce mouvement est d'ordre reflexe, il devient possible de distinguer plusieurs cas. Dans quelques cas, l'héméralopie tient à l'insuffisance de sécrétion de l'érythropsine comme le suppose Parinaud, dans d'autres cas à une anémie de la choroïde ou même à une exsudation entre la choroïde et la rétine qui soustrairait le pigment à l'influence de l'oxygène contenu dans la chorio-capillaire. Ainsi dans les décollements de la rétine réappliqués on trouve souvent des scotomes héméralopiques qui reconnaissent probablement cette explication.

Un autre symptôme clinique lié à un trouble survenu dans les fonctionnement du pigment est la photophobie. On peut trouver une bonne interprétation de la photophobie des méningites en supposant que le centre reflexe des mouvements du pigment est touché, et également de la photophobie des kératites vasculaires, en supposant que la congestion périkératique est accompagnée de congestion de la chorio-capillaire sous l'influence de laquelle le pigment conserve en plein jour sa position d'obscurite.

C'est précisément en tenant compte de ce rôle probable de la congestion de la choroïde que j'ai cherché à expliquer par la vaso-dilatation et la vaso-constriction de la choroïde et de la rétine les mouvements du pigment que je crois la lumière incapable de produire directement. Mais je ne veux pas passer en revue les diverses hypothèses que l'on peut faire pour expliquer chaque cas clinique, il me suffit d'avoir indiqué que c'est par les modifications des mouvements normaux du pigment que l'on peut expliquer certains symptômes.

En constatant que les héméralopes ont une cécité pour le bleu et le jaune je m'étais demandé si le pigment n'avait pas un rôle à jouer dans la vision des couleurs, mais les albinos voient toutes les couleurs et d'ailleurs les mouvements du pigment sont d'ordre reflexe.

Il y a bien longtemps que nous avons vu le jaune, le bleu, le rouge et le vert lorsque le pigment descend ou monte. Nous pouvons donc laisser complètement de côté la question du pigment dans l'interprétation des phénomènes de la vision.

Le rôle du pigment est suffisamment expliqué par tout ce que nous venons de voir.

On a voulu charger encore le pigment de la sécrétion de l'érythropsine, mais si l'on réfléchit que des bâtonnets de grenouille examinés au microscope se décolorent en quelques minutes sous l'influence de la lumière et qu'ils se recolorent un peu spontanément dans l'obscurité, il semble que c'est dans le bâtonnet lui-même que s'élabore le pourpre rétinien.

Par quel mécanisme ?

Je serais bien embarrassé de le dire, mais peu importe, puisque ce pourpre ne semble pas jouer, dans le phénomène de la vision un rôle de premier ordre, qu'il n'existe pas dans les cônes et que sa présence dans les bâtonnets semble n'avoir pour but que de provoquer la descente du pigment. C'est peut-être bien plutôt l'inverse qui se passe ; l'erythropsine usée se transforme peut-être en pigment de même que l'hémoglobine, et si ce sont les globules rouges qui fabriquent l'hémoglobine, pourquoi les bâtonnets ne fabriqueraient-ils pas l'erythropsine ?

J'aborde maintenant l'étude des mouvements des cônes et je vais essayer de donner aussi une interprétation rationnelle de ces mouvements.

Mouvement des cones

C'est en 1884 que Van Genderen Stort et Engelmann ont signalé le fait que les cônes se raccourcissent sous l'influence de la lumière (Congrès de Copenhague (1884) et *Archives de Pflüger*, vol. XXXV). Ces mouvements, très apparents chez la grenouille, paraissent exister à des degrés variables dans toutes les espèces animales.

La technique au moyen de laquelle on observe ces mouvements est très simple si on veut seulement en constater l'existence, un peu plus compliquée si on veut les étudier avec quelque rigueur scientifique. Je ne donnerai pas ici toute cette technique, mais voici comment il faut procéder si l'on veut simplement s'assurer par soi-même que les cônes sont doués de certains mouvements. On prend deux grenouilles dont l'une est maintenue à l'obscurité pendant une heure et l'autre exposée au soleil. Après décapitation rapide, on énuclée dans une aussi grande obscurité que possible les yeux de la première grenouille, et en pleine lumière les yeux de la seconde ; on met les yeux dans une solution d'acide nitrique à 3 1/2 0/0. Au bout de douze heures on peut couper l'œil en deux moitiés avec un rasoir ; on prend avec une pince toute la rétine que l'on détache avec des ciseaux au niveau de la papille et on l'étale sur une lame de verre dans une solution de sel marin en mettant en haut le côté choroïdien. On hache alors toute cette rétine avec un rasoir et on dissocie un peu le hachis avec des aiguilles; on n'a plus qu'à recouvrir la préparation d'une lamelle et à l'examiner. On verra que tous les cônes de la grenouille ensoleillée sont raccourcis tandis que ceux de la grenouille maintenue à l'obscurité ont au moins une longueur double, si ce n'est plus.

Ayant fait une fois cette expérience sur une seule grenouille, en protégeant simplement un œil contre la lumière, Van Genderen Stort a vu que les mouvements des cônes sont associés dans les deux yeux, et que l'insolation d'un seul œil avait suffi à provoquer le raccourcissement des cônes des deux yeux.

Le même auteur a vu aussi que la strychnine et l'électricité pouvaient raccourcir les cônes ; il a constaté qui l'insolation du tégument externe ne paraissait par provoquer le raccourcissement comme il provoque la descente du pigment. Enfin, étudiant l'influence des différentes couleurs il a résumé l'ensemble de ses recherches sur ce point particulier dans une seule phrase dans laquelle il déclare que c'est l'intensité seule de la lumière qui agit, et que la qualité rouge, verte ou bleue de la lumière est sans influence.

Voilà tout ce que nous savons sur ces mouvements. Ils sont un peu plus rapides que ceux du pigment, mais cependant pas instantanés.

En ce qui concerne le mécanisme, Van Genderen Stort a admis qu'une partie du cône, qu'il a appelée conomyoïde était douée d'une contractilité spéciale.

Je crois, contrairement à cet auteur, ainsi que je l'ai dit dans une communication à la Société des Sciences Médicales de Lyon (janvier 1896) qu'il ne s'agit pas d'un phénomène de contractilité, mais plutôt d'un mouvement passif, provoqué par l'augmentation de volume du noyau qui a pour effet de produire une rétraction comparable à celle d'une nacelle au fur et à mesure que le ballon se gonfle, car j'ai vu, en effet, que la lumière fait augmenter le volume des noyaux des cônes.

Quelle interprétation devons-nous donner de ces mouvements? Pouvons-nous supposer avec M. Dubois que c'est par leur intermédiaire que s'effectue une sensation lumineuse, ou bien ne s'agit-il pas plutôt d'un phénomène destiné à aider la perception de la lumière, mais non pas à la produire ?

Nous répondrons à ces questions à peu près ce que nous avons dit relativement aux mouvements du pigment : les mouvements sont bien lents pour qu'on puisse supposer que c'est par leur intermédiaire que s'effectue une sensation ; d'autre part ils paraissent bien être passifs et non pas actifs, et peut-être s'agit-il aussi d'un reflexe. Cependant cela n'est pas certain, et je dois dire qu'en faisant une expérience avec une flamme jaune du sodium, j'ai vu, à deux reprises différentes, que les cônes descendaient très peu, même après une exposition de dix minutes à cette lumière, alors qu'il suffit d'un feu de Bengale rouge ou vert d'une durée de une minute pour obtenir un racourcissement très considérable.

On voit donc que l'on est moins fixé sur le mécanisme et le rôle des mouvements des cônes que sur ceux des pigments. Il y a encore dans ce phénomène des inconnues qu'il y aurait lieu d'étudier plus complètement, mais je le répète, autant il est simple d'avoir une idée grossière de ces mouvements en suivant la technique que j'ai indiquée, autant il devient compliqué de les étudier avec une grande rigueur scientifique.

Quant à l'influence spéciale de chaque couleur, il sera possible de la connaître le jour où nous aurons une commune mesure d'intensité de rouge, de jaune ou de bleu; jusque là on sera obligé de se contenter de constatations analogues à celles que j'ai faites.

Je conclurai donc en disant que, pour le moment, on doit admettre que les cônes se raccourcissent sous l'influence de la lumière, que ce raccourcissement est proportionnel à l'intensité de la source lumineuse, que ce mouvement est assez lent, qu'il paraît d'origine reflexe, et j'ajoute qu'il est possible que certaines couleurs le provoquent moins que d'autres.

Quel peut être le rôle de mouvements semblables? D'après ce que je viens de dire, il parait évident que ce rôle est secondaire dans les phénomènes de la vision et qu'il doit s'agir d'un nouveau moyen de défense de la rétine contre l'intensité lumineuse moyen de défense à ajouter à ceux que nous connaissons déjà et qui sont la contraction de la pupille et la descente du pigment rétinien.

Mais si l'on comprend très bien comment la contraction de la pupille et la descente du pigment peuvent être envisagés comme un moyen de défense contre la lumière, il est moins simple de se rendre compte comment le raccourcissement des cônes, peut avoir un rôle semblable; je hasarderai cependant une hypothèse.

On connait les faits publiés sous le nom de cécité consécutive à la fulguration.

Une lumière trop vive peut nous aveugler, soit définitivement, soit temporairement. Et quand observe-t-on cet accident ? Ce n'est pas lorsque la rétine voit progressivement une lumière de plus en plus forte, c'est lorsque tout à coup, au moment où nous ne sommes pas prévenus, et on lit entre ces lignes au moment où nos cônes ne sont pas raccourcis, une lumière vive et subite vient frapper notre œil.

Lorsque les cônes conduisent trop bien la lumière jusque dans les cellules nerveuses, celles-ci se désorganisent ; si la conductilité était diminuée la même lumière ne désorganiserait par les cellules. C'est à celà que je voulais en venir ; je suppose que, par un mécanisme quelconque, le cône raccourci conduit moins bien la lumière que le cône qui a toute sa longueur.

Mais je ne veux pas me lancer davantage dans le domaine des hypothèses. Un jour viendra, sans doute, où tous les mouvements de la rétine auront été étudiés avec une grande rigueur scientifique. Pour le moment, je crois qu'étant donné l'état de nos connaissances sur ces mouvements, on doit admettre que la migraction du pigment dépendant de la décomposition du pourpre de Boll, et la descente des cônes produite par l'augmentation de volume de leurs noyaux sont des moyens de défense de la rétine contre l'intensité de la lumière et que c'est grâce à ces mouvements reflexes que notre œil s'adapte à toutes les intensités lumineuses.

60.527. — Imp. A. Waltener. — P. Legendre et Cie, suc. Lyon

www.ingramcontent.com/pod-product-compliance
Ingram Content Group UK Ltd.
Pitfield, Milton Keynes, MK11 3LW, UK
UKHW012128240726
13965UKWH00005B/2035